DE LA

CONTRACTURE URÈTHRALE

DANS LES

RÉTRÉCISSEMENTS PÉNIENS

PAR

LE Dʳ J. CORNILLON

Médecin consultant à Vichy

Ex-Interne des Hôpitaux de Paris
Lauréat de l'Académie de Médecine et de la Société de Chirurgie
Médailles de bronze de l'Assistance publique
Membre Correspondant de la Société Anatomique

VICHY

TYPOGRAPHIE ET LITHOGRAPHIE C. BOUGAREL

—

1873

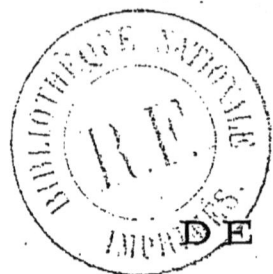

DE LA

CONTRACTURE URÈTHRALE

DANS LES

RÉTRÉCISSEMENTS PÉNIENS

DE LA

CONTRACTURE URÈTHRALE

DANS LES

RÉTRÉCISSEMENTS PÉNIENS

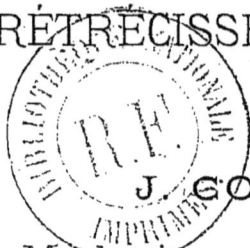

PAR

J. CORNILLON

Médecin consultant à Vichy

Ex-Interne des Hôpitaux de Paris
Lauréat de l'Académie de Médecine et de la Société de Chirurgie
Médailles de bronze de l'Assistance publique
Membre Correspondant de la Société Anatomique

***

VICHY

TYPOGRAPHIE ET LITHOGRAPHIE C. BOUGAREL

—

1873

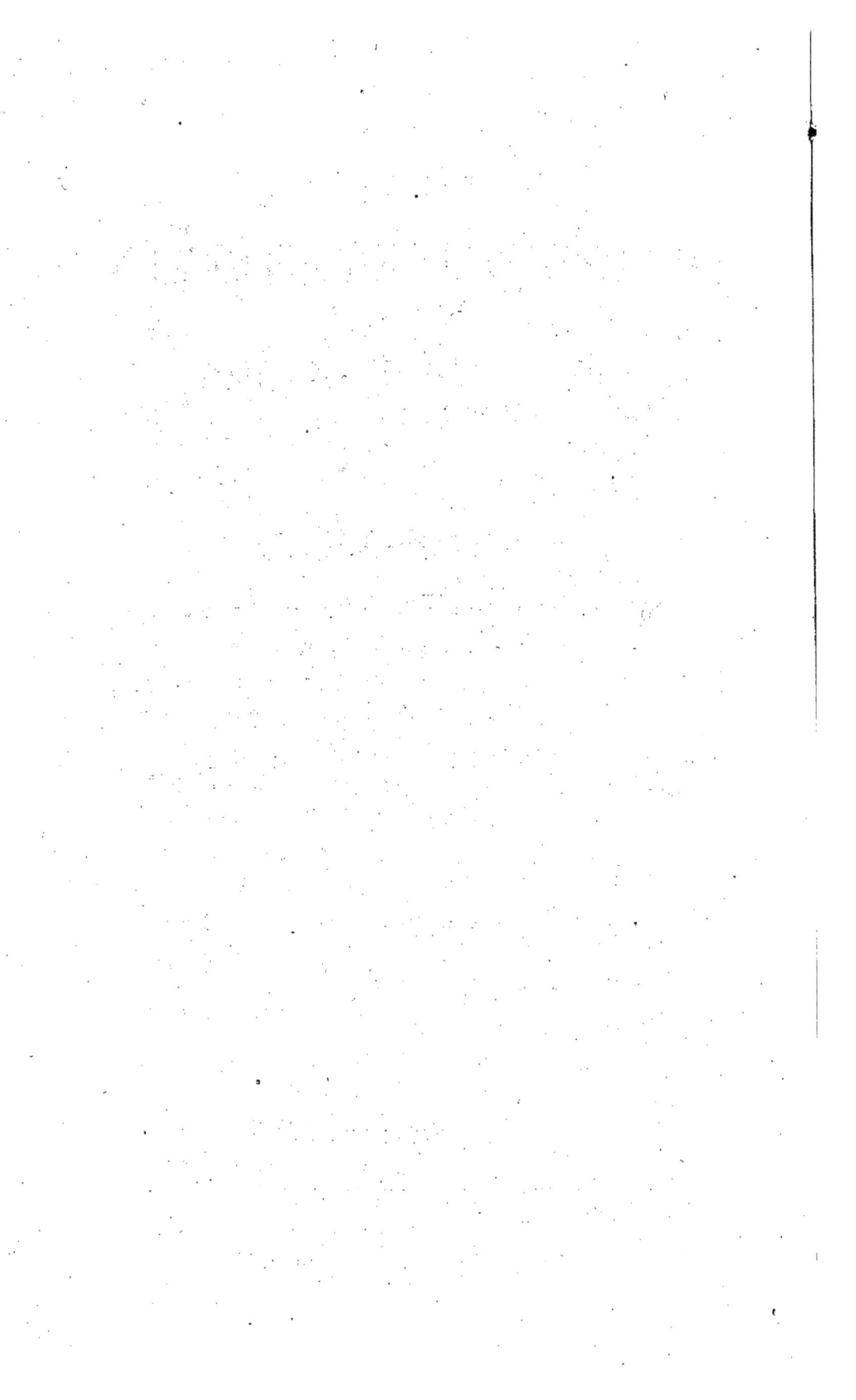

DE LA CONTRACTURE URÈTHRALE

DANS LES

RÉTRÉCISSEMENTS PÉNIENS

HISTORIQUE

Il y a quelques années à peine, les rétrécissements de l'urèthre avaient la réputation de siéger
au niveau du collet du bulbe, à l'entrée de la
portion musculaire. C'était un fait admis en pathologie urinaire, lorsqu'en 1866, M. VERNEUIL,
dans une communication à la société anatomique,
vint renverser les opinions reçues. En effet, il
prouva catégoriquement qu'en explorant un urèthre atteint de rétrécissement, on est presque
toujours arrêté à six ou sept centimètres en arrière du méat. Ce premier obstacle franchi, on
en rencontre un second, invariablement compris
entre 11 et 13 centimètres. Le premier rétrécis-
soment est seul fibreux, le deuxième est spasmodique, symptomatique du précédent.

L'existence des angusties de la portion spongieuse de l'urèthre ne saurait maintenant être
révoquée en doute, depuis les faits que M. FOLLET
a insérés dans les archives de médecine (1866).
Ce chirurgien s'est surtout attaché à démontrer

la fréquence de ce genre de lésion ; il a, en outre, insisté, dans son travail, sur la co-existence du spasme de la région membraneuse qui, jusqu'alors, avait été regardé comme la maladie principale. Il est profondément regrettable que le traitement y ait été passé sous silence ; nous essaierons de combler cette lacune.

C'est pour avoir méconnu la contracture urèthrale qu'on voit les auteurs anciens et modernes annoncer les résultats les plus contradictoires sur le siége des rétrécissements. Ainsi, CIVIALE, dans son traité des maladies des voies urinaires, écrit que les rétrécissements organiques fibreux peuvent se rencontrer : 1° A l'orifice externe du canal de l'urèthre ; 2° aux deux extrémités de la fosse naviculaire ; 3° à la partie antérieure de la région spongieuse ; 4° à la courbure sous pubienne et à la réunion du bulbe. En résumé, pour ce chirurgien, toutes les parties du canal de l'uréthre sont susceptibles de devenir le siége d'un rétrécissement organique. Bien que cette énumération n'ait pas toute la netteté désirable, il est bon, toutefois, de faire remarquer que, pour CIVIALE, les angusties fibreuses de la région bulbo-membraneuse étaient les plus rares.

THOMPSON, de son côté, ayant voulu établir une classification des rétrécissements urèthraux d'après leur siége, arriva aux résultats suivants : sur 320 pièces examinées dans les musées de Guys-Hospital, de Middelesex, dans le musée Dupuytren, etc.; il constata 185 fois l'angustie au niveau du collet du bulbe, et 105 fois dans

les autres parties du canal ; dans 30 cas, le rétrécissement occupait, à la fois, la portion membraneuse et les autres régions. D'autre part,
WALHS, d'après les préparations du collège royal
des chirurgiens de Dublin, n'a observé le rétrécissement bulbo-membraneux que dans le tiers
des cas.

Ces statistiques, comme on le voit, sont loin
de se ressembler ; en effet, les deux auteurs que
nous venons de citer n'ont pas suivi la même
voie ; l'un a établi sa classification d'après la
clinique, l'autre d'après l'anatomie pathologique.
Ces deux modes d'investigation, unis entr'eux,
sont excellents ; séparés, ils n'ont plus de valeur.

M. FOLLET a fait justice de toutes les erreurs
que le défaut de méthode et d'observation avait
accumulées dans les livres classiques ; c'est ainsi
qu'il s'explique dans les archives de médecine :
1° Le rétrécissement spontané, fibreux, organique est fréquent dans la portion spongieuse de
l'urèthre correspondant au pénis. Il passe souvent inaperçu ; 2° les rétrécissements organiques
de la région membraneuse sont rares ; 3° dans
tous les cas de rétrécissement pénien, il existe
un deuxième arrêt à 13 centimètres du méat,
au commencement de la région musculeuse, à
l'entrée du col urèthro-vésical. C'est cet obstacle
profond qui a donné lieu, de la part des obser-
vateurs qui ont souvent méconnu le rétrécissement pénien, à l'opinion classique, sur le siége
bulbo-membraneux des rétrécissements de l'u-

rèthre. Plus loin, il ajoute : Ce deuxième arrêt est dû à un spasme musculaire ; le rétrécissement dont il est le symptôme est souvent peu étroit, et serait à lui seul incapable de gêner notablement la miction. Le spasme secondaire, qui est la cause efficiente de la dysurie, constitue seul un obstacle sérieux au cathétérisme.

Ces conclusions, nous devons le reconnaître, sont nettes et précises ; néanmoins, nous ferons remarquer que le spasme dont parle M. FOLLET est plutôt une contracture, ayant parfois des périodes singulières de relâchement et de resserrement.

Dans le cours de l'année 1870, il nous a été permis d'étudier plusieurs cas de rétrécissements uréthraux ; nous avons vu, comme M. FOLLET, que fréquemment l'obstacle fibreux existait à la région pénienne, qu'il était faible (sauf une fois), et qu'à la région bulbo-membraneuse il y avait un arrêt considérable sur la nature duquel nous n'étions pas fixé tout d'abord. Néanmoins, la bizarrerie de ce deuxième rétrécissement nous permit bientôt de songer à une affection spasmodique. Deux de nos malades ayant succombé, nous avons pu nous rendre exactement compte des faits : nous avons vu que là où l'obstacle était le plus puissant sur le vivant, sur le cadavre il était nul ; le canal avait conservé en cet endroit son calibre normal. Ces deux autopsies confirment pleinement les opinions de MM. FOLLET et VERNEUIL, sur la nature de l'arrêt bulbo-membraneux dans les rétrécissements péniens.

J'ai observé, en 1871, quelques faits qui sont

venus entièrement consolider les idées que m'avait suggérées l'examen de ces deux urèthres. J'ai vu, chez un malade de la Pitié, la contracture cesser rapidement, après que M. TRÉLAT eut incisé l'obstacle pénien au moyen de l'urèthrotome. Il est probable que la guérison ne sera pas complète, à cause de la récidive presque certaine de la lésion organique ; néanmoins, cet exemple nous prouve que c'est au rétrécissement fibreux seul qu'est dû le phénomène spasmodique et que la guérison du premier doit amener nécessairement celle de l'autre.

PATHOGÉNIE

La texture de la région membraneuse de l'urèthre, chez l'homme, nous rend compte de la possibilité de la contracture dans les angusties péniennes. En effet, au-dessous de la membrane muqueuse du canal, se trouvent des fibres musculaires lisses, dirigées, les unes longitudinalement, les autres circulairemement ; ces faisceaux sont entourés d'un muscle en grande partie strié, connu sous le nom de transverso-urèthral, ou mieux encore, de Wilson. Les fibres de ce sphincter venant de la face interne des branches descendantes du pubis, s'entrecroisent au-dessus et au-dessous de l'urèthre, avec celles du côté opposé. Entouré et parcouru par un lacis veineux imposant, ce muscle a l'aspect d'un tissu caverneux (Cruveilhier).

En examinant de près la disposition de cet organe, AMUSSAT crut d'abord à la possibilité d'une contracture ; quelques années après il revint sur ses premières idées, et il expliqua autrement la difficulté du passage de la sonde dans cette portion du canal de l'urèthre. Voici ses propres paroles : « De ce qu'une bougie ne pénètre pas immédiatement et pénètre un peu plus tard, on n'en doit pas conclure qu'il y ait spasme, car le hasard serait souvent pris pour le spasme ; on pourrait très-bien expliquer cet effet en disant que l'état d'inflammation, de gonflement qui était à son maximum d'intensité, baisse ou diminue parce que la bougie fait saigner le rétrécissement, ou parce qu'il s'est dégorgé par la sécrétion. »

Ces opinions sont tellement contraires aux faits observés jusqu'ici, qu'il n'est pas besoin de les réfuter ; il me semble bien plus logique d'admettre que l'obstacle au cathétérisme est produit par une contraction brusque et énergique du muscle orbiculaire , disparaissant sous l'influence de certaines causes. MALGAIGNE admet non-seulement la contracture urèthrale dans les rétrécissements fibreux, mais il prétend qu'à elle seule elle peut produire un véritable rétrécissement. JARJAVAY ne partage pas cette dernière manière de voir ; il croit, au contraire, que, dans aucun cas, la contraction du sphincter est assez puissante pour occasionner l'occlusion du canal de l'urèthre. Nous n'adoptons pas absolument cette opinion.

Sans prétendre que la contracture du col urèthro-vésical pût constituer un véritable rétrécissement, CIVIALE la signale comme cause de la dysurie. Ce chirurgien s'appesantit par dessus tout sur
les phénomènes morbides qui surviennent tout à
coup chez des individus dont l'urèthre est sain,
à la suite des excès de table ou de femmes, mais
il passe complétement sous silence les difficultés
de la miction dans les cas d'angustie fibreuse de
la partie antérieure de l'urèthre.

Après tous les auteurs précités, M. le profes-
seur DOLBEAU a posé le principe suivant dans ses
cliniques chirurgicales de l'Hôtel-Dieu : « Dans
les rétrécissements, quels qu'ils soient, le spasme
est le principal obstacle à l'entrée de la sonde
dans la vessie et à l'émission de l'urine. » Ce
chirurgien reconnaît, en outre, deux espèces de
spasmes urèthraux : l'un hygide ou essentiel,
l'autre symptomatique. Le premier est passager ;
il se montre chez les individus dont la muqueuse
est très-impressionnable au contact d'un corps
étranger, à l'introduction d'une bougie, par exemple, ou bien à l'excrétion de l'urine ; le second
est, au contraire, permanent ; il est lié à une
altération des organes de la miction, à un rétrécissement pénien, le plus souvent.

Dans le spasme idiopathique, il arrive parfois,
lorsque la contraction du sphincter urèthral se
répète fréquemment, qu'elle persiste pendant
des années, une aggravation considérable dans
les phénomènes morbides. L'obstacle bulbo-
membraneux, de temporaire qu'il était au début,

devient, à la longue, permanent ; la contracture succède à la convulsion, le canal se laisse difficilement dilater, il se dévie dans sa direction, il est, en somme, le siége d'un rétrécissement que M. DOLBEAU appelle fonctionnel.

Au point de vue clinique, les différences sont nettement tranchées entre les deux espèces de spasmes urèthraux : en effet, l'un simple est transitoire, rarement il devient persistant ; l'autre, symptomatique, est toujours permanent. C'est une contracture.

Par contre, si nous nous plaçons sur le terrain pathogénique, plus de dissemblance : ces deux manifestations morbides ont lieu par le même mécanisme, elles sont dues, l'une et l'autre, à une action réflexe.

Dans le spasme hygide, c'est l'impression de la muqueuse urèthrale occasionnée par le contact d'une bougie ou d'un corps étranger quelconque qui, en se propageant par les nerfs sensitifs jusqu'à la moelle, et en revenant par les nerfs moteurs, provoque le resserrement du sphincter. Cette contraction cesse du moment que le corps étranger est retiré ; le canal de l'urèthre reprend alors ses dimensions normales. M. DOLBEAU avait donc parfaitement raison d'avancer que le spasme simple est passager et disparaît avec la cause qui l'a provoqué.

Dans le spasme symptomatique, l'agent générateur est permanent, c'est le rétrécissement pénien. Les faisceaux nerveux, sensitifs de la muqueuse urèthrale sont constamment irrités par la présence de l'obstacle organique ; les nerfs moteurs, en communiquant cette impression aux fibres musculaires de la région membraneuse, déterminent une contraction persistante de ses faisceaux. C'est pourquoi il est logique de conserver la dénomination de contracture urèthrale à ce dernier phénomène réflexe.

M. TRÉLAT n'admet pas que l'arrêt bulbo-membraneux qui accompagne les rétrécissements péniens soit une contracture d'ordre réflexe, il pense que l'inflammation qui se trouve nécessairement en arrière de la coarctation fibreuse, suffit pour occasionner cet obstacle, et que pour l'expliquer il n'est pas besoin de faire intervenir le spasme.

Il est incontestable qu'il existe, dans les rétrécissements anciens et même récents, une inflammation de la muqueuse de l'urèthre, un peu en arrière de la lésion organique, car l'écoulement muco-purulent qu'on observe dans ces cas ne peut provenir que de là. Mais cette complication joue-t-elle le rôle que M. TRÉLAT est tenté de lui attribuer ? Nous ne le croyons pas ; car, loin d'amener une tuméfaction capable d'enrayer le cours de l'urine, ce processus irritatif, en favorisant le ramollissement et l'ulcération de la muqueuse de l'urèthre, occasionne une dilatation et non une atrésie du canal. Il se pourrait, il est vrai, que ce fût l'inflammation et non le rétrécissement pénien lui-même qui déterminât la contracture ; le fait n'aurait rien d'extraordinaire si l'inflammation siégeait en avant du point où se trouvait l'arrêt bulbo-membraneux sur le vivant. Or, dans les deux autopsies que j'ai eu l'occasion de faire, l'altération phlegmasique et la dilatation consécutives se voyaient bien en arrière du bulbe, dans la région prostatique, et semblaient être plutôt le résultat que la cause de la contracture.

En somme, il se passe, dans les rétrécissements péniens, les mêmes phénomènes que dans une foule d'autres maladies, et notamment dans la fissure à la marge de l'anus ; l'ulcération de la muqueuse de cet orifice, en irritant les tubes nerveux sensitifs périphériques, excite les nerfs moteurs du sphincter, d'où contraction et arrêt des matières fécales ; un point cependant les sépare : dans la fissure anale, la résistance du muscle se laisse vaincre par l'abord des matières excrémentitielles, et les malades peuvent aller à la garde-robe en éprouvant de vives douleurs au fondement, tandis que dans la contracture urèthrale, les efforts de miction ne font qu'augmenter le spasme.

ANATOMIE PATHOLOGIQUE

Parmi les lésions des voies urinaires que l'on constate dans la contracture urèthrale accompagnant les rétrécissements péniens, les unes sont dues au rétrécissement fibreux lui-même, les autres sont occasionnées par la contracture.

URÈTHRE. — Toute la portion du canal située entre l'angustie pénienne et le méat est rétrécie ; la muqueuse est décolorée, épaissie. Ces altérations très-marquées chez le nommé Laurent, qui fait le sujet de notre première observation, étaient évidemment produites par le rétrécissement pénien, dont l'étroitesse était si considérable, qu'on fût obligé de recourir à l'instrument dilatateur de Corradi.

En arrière des brides fibreuses situées dans la portion spongieuse de l'urèthre, la muqueuse a perdu de sa souplesse, elle est pâle ; les dimensions du conduit urinaire sont également diminuées jusqu'à l'origine de la région musculo-membraneuse ; sur ce point, on ne trouve aucune trace de l'obstacle qui avait opposé, pendant la vie, une résistance aussi opiniâtre au cathétérisme. Les tissus de l'urèthre se laissent distendre un peu plus difficilement qu'à l'état sain, mais le calibre du canal est à peu près normal.

Existe-t-il une altération des fibres musculaires du sphincter ? L'examen histologique n'ayant été fait dans aucun cas, il est impossible de répondre d'une manière précise. Néanmoins, M. DOLBEAU, tout en restant dans le doute, semble conclure à la disparution de ces fibres et à une hypertrophie du tissu fibreux interstitiel. Il s'appuie, pour cela, sur la transformation que subissent les muscles rétractés depuis longtemps dans les luxations anciennes, et dont la résistance est si difficile à surmonter. FOLLIN, dans son traité de pathologie externe, s'exprime ainsi à l'article contracture : « Les muscles, rétractés depuis un certain temps, changent de couleur et de consistance ; ils pren nent l'apparence fibreuse, non pas qu'il y ait une transformation de la fibre musculaire en tissu fibreux, mais parce que l'élément musculaire se résorbant peu à peu, il ne reste plus que les gaînes celluleuses des fibres musculaires. » Tout porte à croire qu'il se passe, dans les couches du sphincter de l'urèthre, une semblable dégénération.

De la fin de la région membraneuse jusqu'au col de la vessie, on observe les lésions les plus variées et les plus graves. Lorsque la maladie dure depuis un certain temps, le calibre du canal est augmenté, sa direction est modifiée ; car l'urine, en s'accumulant incessamment en arrière de l'obstacle, dilate progressivement l'urèthre, le dévie dans son trajet. La muqueuse, en contact continuel avec l'urine, s'exfolie, s'enflamme ; les tissus sous jacents prennent part à la phlegmasie, des abcès urineux s'en suivent avec toutes leurs conséquences. Il arrive aussi parfois que cette membrane, ne pouvant résister à une pression interne trop considérable, se déchire brusquement ; alors l'urine envahit les tissus périphériques et produit tous les accidents de l'infiltration urineuse (phlegmons gangreneux, uremie, etc.) Cette complication redoutable eut lieu chez un individu dont nous rapportons l'observation à la fin de ce paragraphe. La rupture s'opéra à l'union de la région membraneuse avec le bulbe, c'est-à-dire à l'endroit où siégeait la contracture.

VESSIE. — Cet organe participe largement au désordre des voies urinaires. La miction nécessitant de sa part les plus grands efforts, il

arrive deux choses : si l'obstacle se laisse vaincre
par les contractions énergiques des fibres musculaires de la vessie, sa cavité devient plus étroite,
ses parois charnus augmentent considérablement
d'épaisseur, elles s'hypertrophient, en un mot; sa
muqueuse est hypérémiée à sa surface ; on
aperçoit de magnifiques réseaux de capillaires
gorgés de sang ; elle est, en outre, sillonnée de
de colonnes musculaires séparées les unes des
autres par de petits espaces assez profonds, le
tout représentant assez bien la disposition des
ventricules cardiaques. Il se passe ici le même
phénomène que dans les rétrécissements des orifices valvulaires du cœur ; la gêne apportée à la
circulation occasionnant une dépense de force
plus grande, un surcroît d'activité musculaire
est déployé, une hypertrophie compensatrice a
lieu.

Lorsque le second obstacle, celui qui siége en
arrière du bulbe, est assez puissant pour empê-
cher l'évacuation, même incomplète, de l'urine,
la vessie se dilate, ses parois diminuent en consistance et en épaisseur ; sa cavité, prodigieusement agrandie, renferme à peine le liquide que
lui apportent incessamment les uretères. Dans
certaines maladies du cœur, on remarque un
processus analogue ; le muscle ne pouvant surmonter l'obstacle qui s'oppose à l'issue du sang,
s'amincit, les cavités de l'organe s'amplifient ; il
survient de l'asystolie. Par suite de la gêne apportée à la miction et du séjour de l'urine dans
la vessie, il surgit des désordres graves du côté

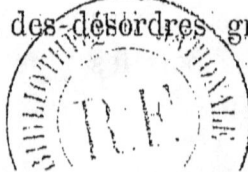

2

de la muqueuse. En effet, cette membrane s'enflamme, les urines deviennent purulentes et fréquentes. Cette complication redoutable est commune ; elle entraîne avec elle de la fièvre, des douleurs abdomidales, de l'anorexie.

URETÈRES - BASSINETS. — L'urine, dont le cours est enrayé, remonte vers sa source, elle s'accumule dans les uretères et les bassinets dont les cavités sont notablement augmentées de volume. Ces derniers organes forment parfois, au hîle du rein, de petites tumeurs semblables à des kystes, de la grosseur d'une noix, et dont le contenu est de l'urine. Les uretères dont le calibre, à l'état normal, ne dépasse pas celui d'une plume de corbeau, atteignent souvent les dimensions d'une plume d'oie ; quelquefois même ils arrivent à avoir le calibre de l'auriculaire d'un adulte.

REINS. — Ils ont des proportions démesurées. Leur poids est souvent le triple de l'état normal. En outre, leur tissu, baigné constamment par un liquide irritant, s'enflamme ; de petits abcès, de la grosseur d'un grain de mil, se développent dans leurs substances corticale et médullaire. Ces collections purulentes, toujours très-nombreuses, acquièrent souvent des dimensions plus grandes. On a même vu, dans certains cas, l'organe transformé entièrement en une vaste poche remplie de liquide jaunâtre, d'une odeur extrêmement fétide. M. DOLBEAU relate un fait de ce genre dans son traité de clinique chirurgicale. Où siégent ces abcès ? Est-ce dans la trame conjonctive du rein ? Nous ne le pensons pas ; nous croyons au contraire, qu'ils ont pour point de départ les tubes urinaires eux-mêmes, et qu'ils se développent aux dépens de leurs parois propres.

ETIOLOGIE

La cause occasionnelle de la contracture uréthrale, dans les rétrécissements fibreux péniens, est la maladie organique elle-même. Toutefois, il arrive fréquemment que des individus, urinant sans trop de difficulté, quoique atteints de cette affection, sont subitement pris de dysurie, et sont obligés de recourir à l'intervention chirurgicale. Il y a, dans cet état réflexe, des exacerbations dont nous allons rechercher l'origine.

Il est hors de doute que l'émission de l'urine augmente sensiblement la contracture uréthrale. Or, tous les agents qui produisent une hypersécrétion de ce liquide, amènent nécessairement ce résultat. Les boissons rentrent dans cette catégorie. En effet, rien n'est plus fréquent que d'observer de la rétention d'urine à la suite d'excès alcooliques, chez des individus porteurs de rétrécissement fibreux, qui urinaient sans peine quelques heures auparavant.

A l'hôpital de la Pitié, un fait de ce genre s'est passé sous mes yeux. C'était un homme de 35 ans, exerçant la modeste profession d'infirmier. Il y a cinq ans, il eut une chaudepisse à la suite de laquelle survint un rétrécissement. Le 6 février

1870, il se présente à la salle des consultations dans un état d'angoisse extrême, réclamant à grands cris qu'on le sondât (il n'avait pas uriné depuis vingt-quatre heures), mais la veille il s'était livré à des libations copieuses. A l'aide d'une bougie exploratrice, je constatai nettement la présence de deux obstacles, l'un à sept, l'autre à douze centimètres du méat ; mais le second ne put être surmonté qu'avec une très-petite sonde. Néanmoins, cet homme vida sa vessie. Je lui prescrivis un bain tiède de deux heures ; ses douleurs se calmèrent, et il s'endormit. Le lendemain, je fus très-étonné de voir que l'obstacle profond qui m'avait opposé la veille une résistance si énergique, avait considérablement diminué, car je pus introduire une sonde n° 11 à la filière millimétrique. Enfin, le 3 mars suivant, ce malade urinait commodément ; il sortit.

Les excès vénériens, les longues marches, les courses à cheval, en occasionnant une hypérémie de la région musculo-membraneuse de l'urèthre, produisent généralement une exacerbation de la contracture. MALGAIGNE rapporte un cas de ce genre : « Je me souviens, dit ce chirurgien, d'un malade que j'avais traité d'un rétrécissement, et qui se passait très-facilement des bougies d'étain de huit millimètres. Un jour, après un excès de coït, l'urine ne coule plus que goutte à goutte ; le sujet s'alarme. J'essaie de passer des bougies de plus en plus fines, même les bougies filiformes étaient inexorablement arrêtées. Comme la vessie se vidait goutte à goutte, je prescrivis le repos, des cataplasmes émollients. Le lendemain, les sondes de huit millimètres passaient comme à l'ordinaire. »

On a évalué très-différemment le siége précis, exact, de la contracture uréthrale. M. Verneuil la place, avons-nous dit plus haut, entre onze et treize centimètres en arrière du méat, c'est-à-dire à la réunion de la portion musculeuse avec le bulbe ; de telle sorte que, pour ce chirurgien, c'est uniquement à la contraction permanente du muscle de Wilson qu'est dû le deuxième arrêt. M. Follet semble être du même avis : « Dans tous les cas de rétrécissements péniens, dit-il, il existe un second obstacle à treize centimètres, au commencement de la région membraneuse. » M. Nélaton, de son côté, s'exprime ainsi, à pro-pos des rétrécissements spasmodiques : « Cet obstacle a été rencontré, tantôt au niveau du bulbe, tantôt dans la portion musculaire, tantôt, enfin, au col de la vessie, au niveau du bulbe ; il est dû à la contraction du muscle bulbo-caver-neux, dans la portion membraneuse, à la contrac-tion des fibres propres de l'urèthre et du muscle de Wilson ; enfin, au niveau du col, à la contrac-tion du sphincter de la vessie. » Il est difficile de comprendre comment la contraction des fibres cellules de la région spongieuse est assez puis-sante pour produire un obstacle capable d'arrêter la sonde. Si on a observé des faits de ce genre, ils doivent être très-rares.

D'après les cas que nous avons pu recueillir à la Pitié, c'est entre dix et quinze centimètres en arrière du méat que, le plus souvent, nous avons senti la contracture, c'est-à-dire dans toute la portion musculeuse de l'urèthre ; le plus fréquemment, il est vrai, c'est à treize centimètres que l'obstacle spasmodique existait, jamais nous ne l'avons rencontré au niveau du col de la vessie. C'est entre six et huit centimètres en arrière du méat que nous avons trouvé généralement le rétrécissement fibreux pénien ; une seule fois, il était situé au voisinage de l'orifice extérieur du canal de l'urèthre. Voici, du reste, un certain nombre de ces faits :

(Obs. I.) F... (Laurent), 57 ans, entra dans le service de M. Broca le 14 décembre 1869, pour être traité d'un rétrécissement de l'urèthre, suite de blennorrhagies répétées.

Depuis fort longtemps, il avait remarqué que son jet d'urine s'affaiblissait progressivement, il était devenu filiforme avant son admission à l'hôpital. Ne souffrant pas pendant la miction, il continuait à vaquer à ses affaires, et il ne se décida à réclamer des soins que quand il se trouva trop gêné.

A son entrée, on constata nettement, avec une bougie à boule, la présence d'un premier rétrécissement à six centimètres en arrière du méat ; une bougie de un millimètre de diamètre put le franchir, mais elle fut arrêtée à douze centimètres par un obstacle qu'elle surmonta avec peine. La difficulté de la miction réclamait une opération, et il était urgent, en effet, de rendre à l'urèthre une plus grande perméabilité.

Le 27 décembre, M. Broca dilata le premier
rétrécissement avec l'instrument de Corradi, c'est
une tige métallique, droite et fine, composée de
deux fils d'argent, parallèles, unis par une sou-
dure à leur extrémité vésicale, et libres dans le
reste de leur étendue. L'un des fils, plus fin que
l'autre, peut être raccourci, à l'aide d'un petit
mécanisme adapté au pavillon extérieur. Lorsque
ce fil se raccourcit, l'autre se sépare de lui, comme un arc de sa corde. Lorsqu'on relâche le fil
fin, l'arc se redresse en se confondant avec la
corde, et l'instrument rectiligne, mais flexible,
n'a plus qu'un millimètre de diamètre. On l'introduit ainsi jusqu'au delà du rétrécissement,
puis on l'ouvre et on le retire lentement, en
opérant une dilatation transversale à peine douloureuse, qui ne fait pas couler de sang, et immédiatement après, on introduit sans difficulté
une bougie du calibre n° 12. Les jours suivants,
on augmente rapidement le volume de la bougie,
et il suffit de moins de quinze jours pour arriver
au terme de la dilatation.

M. Broca suivit en tous points ce procédé :
quelques gouttes de sang sortirent cependant
par le méat, la muqueuse avait été seulement
éraillée, car, à l'autopsie, on n'a pu rencontrer
aucune trace de déchirure de cette membrane.
On engagea ensuite une sonde n° 12, à la filière
millimétrique, et quoique la dilatation du rétrécissement bulbaire n'eût pas lieu, on parvint à
l'enfoncer jusqu'à la vessie. On la fixa, chaque
jour on la remplaçait par une plus volumineuse,

le malade urinait ainsi tout à son aise ; le résultat, en définitive, semblait très-satisfaisant, lorsque le 13 janvier 1870, survinrent des accidents de pyohémie, qui déterminèrent la mort le 17 décembre du même mois.

AUTOPSIE. — Poumons remplis d'abcès métastiques ; un seul foyer purulent dans le foie, rien dans le cerveau ni dans les reins.

VESSIE. — La cavité de cet organe est prodigieusement diminuée de volume. Ses parois sont très-épaissies, sa membrane muqueuse est plissée.

VERGE. — Une fois les téguments enlevés, on remarque, sur sa face dorsale, une veine d'un calibre considérable ayant une direction longitudinale ; on peut la suivre depuis le prépuce jusqu'aux environs du col de la vessie. Ce vaisseau étant ouvert, on le trouve rempli de caillots noirs, adhérant à la surface interne et ne contenant pas de globules de pus à leur intérieur.

URÈTHRE. — Ce canal a été fendu par sa face inférieure, sa muqueuse a une coloration blanchâtre dans toute la portion spongieuse.

A cinq centimètres et demi en arrière du méat, on constate une notable diminution dans le calibre de ce canal, ses parois sont dures, épaissies ; la muqueuse est chagrinée. Il part de ce point une bride longitudinale qui semble diviser la cavité du conduit en deux parties ; elle s'avance fort loin dans la portion spongieuse de l'urèthre (à dix centimètres en arrière du méat). Cette bride est dure, peu saillante, blanche comme la muqueuse elle-même. Par quoi a-t-elle été produite ? Je l'ignore.

Cette diminution du calibre de l'urèthre, l'épaississement et la rigidité de ses parois, se remarquent jusqu'à l'origine de la région musculeuse. A partir de ce point, jusqu'au col de la vessie, le canal a sa forme et ses dimensions ordinaires.

(Obs. II.) M... (Simon), 35 ans, débardeur, entra le 11 janvier 1870 dans le service de M. BROCA, pour y être traité d'une infiltration urineuse.

Cet homme affirme n'avoir jamais contracté de blennorrhagie, et ne peut se rendre compte de la gêne qu'il éprouvait depuis longtemps.

Le 11 janvier au matin, en essayant de soulever un fardeau, il ressentit une vive douleur dans les aines, et vit ses bourses acquérir, en peu de temps, un volume démesuré. Il quitta immédiatement son travail et se fit transporter à l'hôpital.

Le même jour de son admission, on constata l'existence d'une infiltration d'urine. Les bourses étaient tuméfiées, douloureuses à la pression, le fourreau de la verge était œdématié. Le pubis tout entier était dur, sensible au plus léger contact, rien au périnée. Pas d'odeur urineuse.

Une bougie à boule est introduite dans l'urèthre, mais elle est arrêtée à six centimètres environ du méat. Après quelques minutes de tâtonnement, on parvint, à l'aide d'une bougie de deux millimètres un tiers de diamètre, à franchir ce premier obstacle ; mais, avant d'arriver au col de la vessie, on sent, dans la région membraneuse de l'urèthre, à treize centimètres en arrière du méat, un nouvel obstacle que l'on surmonte avec une certaine difficulté. Il est donc parfaitement évident qu'il existe, chez cet homme, deux rétrécissements, l'un pénien, l'autre dans la portion musculeuse du conduit urinaire. La bougie est placée à demeure.

Le lendemain, on peut, sans trop de peine, introduire un instrument de trois millimètres un tiers de diamètre. Le 14 janvier, on enfonce, dans la vessie, une sonde de quatre millimètres un tiers de diamètre. Les rétrécissements n'opposent qu'une faible résistance au cathétérisme. On fixe solidement cette sonde.

Le 15 janvier, malgré plusieurs incisions pratiquées sur les bourses, la verge et le pubis, le phlegmon gagne le dos et les aisselles, il survient du délire, de l'agitation, et le malade meurt le 16 au matin.

AUTOPSIE. — La vessie est démesurément dilatée, ses parois ne sont pas hypertrophiées, sa muqueuse présente des cellules membreuses, la plupart petites ; elles sont délimitées par des colonnes charnues épaisses.

Le col de la vessie est normal, la prostate est saine.

URÈTHRE. — Il a été incisé par sa paroi supérieure. Son diamètre est normal dans les portions prostatique et musculeuse ; la membrane muqueuse, qui le revêt dans ses deux régions, a sa coloration ordinaire. Comme on le voit, le rétrécissement qu'on avait constaté, pendant la vie du malade, à treize centimètres en arrière du méat, a disparu complètement après la mort.

A partir du collet du bulbe, jusqu'à six centimètres en arrière de l'orifice externe de l'urèthre, le canal est sensiblement diminué dans son calibre. Ses parois sont épaissies, la muqueuse est blanchâtre, peu élastique ; une bride transversale, très-appréciable à la vue et au toucher surtout, délimite en avant le rétrécissement. En ce point, la muqueuse est granuleuse et terne.

La perforation par où l'urine a fait irruption dans les tissus a été recherchée avec soin ; on l'a trouvée au niveau du collet du bulbe, sur la partie latérale de l'urèthre. C'est un petit pertuis irrégulièrement arrondi, pouvant admettre une grosse tête d'épingle. Un stylet, introduit par cet orifice, pénètre profondément dans du tissu cellulaire rempli de pus exhalant une odeur infecte. Cette rupture s'est faite en arrière du rétrécissement pénien, à l'endroit où se trouvait la contracture urèthrale.

POUMONS, REINS, CERVEAU : Normaux (1).

---

(1) Lorsque ce travail fut déposé à la Société de Chirurgie dans le courant de novembre 1871, pour le concours du prix LABORIE, il y avait deux dessins représentant les altérations que nous avons rencontrés dans ces deux cas. On voyait très-manifestement le rétrécissement fibreux pénien, tandis qu'au point où on avait constaté la contracture pendant la vie, l'urèthre avait son diamètre et sa direction ordinaires. Nous regrettons vivement de ne pas avoir pu les conserver. M. FOLLET a observé un fait identique, le rétrécissement pénien avait un centimètre et demi d'étendue, l'obstacle qu'on avait constaté au niveau du bulbe avait disparu après la mort.

(Obs. III.) D... (Louis), 53 ans, tailleur, entra le 2 novembre 1871 à la Pitié (service de M. Tré-LAT), pour être traité d'un rétrécissement de l'urèthre.

Cet homme était très-amaigri. A l'âge de 23 ans, il eut une gonnorrhée qui dura trois mois, à la suite de laquelle il éprouva de sérieuses difficultés à uriner. Les souffrances qu'il ressentait ne firent qu'augmenter, à dater de cette époque, à cause du manque de soin.

Il y a à peu près deux mois, les besoins de pisser devinrent si fréquents, les douleurs, pendant la miction, si vives, que ce malade se décida à consulter un médecin. Sur l'avis de ce dernier, des cataplasmes de farine de graines de lin furent appliqués sur le bas ventre, et un soulagement notable s'en suivit. Quelques semaines après, cet homme manquant de travail et de ressource, se présenta à nous.

Le 4 novembre 1871, l'état général est peu satisfaisant. Cependant, les envies d'uriner ne sont pas très-fréquentes, la miction n'est que peu douloureuse, mais les urines sont troubles, purulentes. La bougie à boule n° 10 étant introduite dans l'urèthre, nous trouvons à un centimètre du méat un rétrécissement fibreux constitué par une bride transversale résistante, mais néanmoins facilement franchissable. A treize centimètres et demi, nous sommes arrêté par un nouvel obstacle qu'il est impossible de surmonter.

Les 5 et 6 novembre, on essaie la dilatation

progressive au moyen de bougies en gomme élastique, on passe successivement les numéros 5, 6, 7, 8.

Le 7 novembre, M. Trélat croit que le rétrécissement situé au voisinage du méat est congénital, et qu'il ne peut en avoir raison que par l'urèthrotomie interne ; cette opération est exécutée avec l'instrument Civiale. Immédiatement après la section, on peut passer des bougies plus volumineuses (nos 9, 10, 11), néanmoins, la dilatation du rétrécissement bulbaire est lente.

Le 8 novembre, pas de réaction inflammatoire, appétit nul, ipéca en lavage.

Le 10 novembre, il sort sur sa demande.

SYMPTOMES

La contracture urèthrale symptômatique de rétrécissement pénien est souvent indolente ; quand les malades urinent, ils éprouvent un sentiment de pesanteur au périnée, mais cette pesanteur s'observe toutes les fois que la miction est gênée, qu'il existe un rétrécissement quelconque. Parfois l'émission de l'urine et le cathétérisme produisent des souffrances très-vives ; elles se rapprochent en intensité de celles qu'on observe dans la contracture urèthrale idiopathique. M. Dolbeau rapporte deux cas où les malades, affectés de contracture urèthrale essentielle, souffraient horriblement lorsqu'ils urinaient ; le cathétérisme était presque impratica-

ble, tant les douleurs étaient atroces, lorsque la
sonde atteignait la région membraneuse. Chez
la femme, pareilles souffrances ne sont pas très-
rares, sans qu'on puisse invoquer, pour les expliquer, l'inflammation de l'urèthre ou de la vessie. Au commencement de cette année, j'ai vu
à la maternité, dans le service de M. TARNIER,
une dame âgée de 45 ans environ, affectée de
contracture urèthrale idiopathique ; le cathétérisme n'avait pu découvrir la moindre lésion
organique de l'urèthre, si ce n'est un petit poly-
pe au méat. La contracture siégeait au voisinage
du col de la vessie, et les souffrances qu'elle oc-
casionnait lorsqu'on sondait cette malade, étaient
si violentes qu'on était tenté d'y renoncer.

Ainsi que nous l'avancions tout à l'heure, la
douleur est l'exception dans la contracture urèthrale qui accompagne les rétrécissements péniens. M. FOLLET ne la signale que deux fois sur
dix cas recueillis par lui, encore était-elle si peu
intense que l'un de ses malades ne pensa pas à
s'en plaindre. Quant à moi, j'ai vu, chez un
homme dont je raconte plus loin l'histoire, des
souffrances tellement vives pendant le cathétérisme, que j'ai été obligé de renoncer à le sonder.

La miction est, on le comprend, toujours plus
ou moins gênée chez les individus dont l'urèthre
est rétréci à la région spongieuse. Il est vrai que
si on les interroge, ils répondent presque tous
qu'ils urinent sans difficulté, parce que la plupart d'entr'eux, peu soucieux de leur personne,
n'ont point fait attention à leur jet. Cependant,

si on les examine avec soin, on arrive vite à se convaincre que la projection de l'urine est diminuée, que les dernières gouttes de liquide sont 'expulsées avec peine ; enfin, que le jet est devenu filiforme. D'autre part, si on procède au cathétérisme, on trouve que le rétrécissement pénien n'est pas très-étroit, que l'obstacle bulbo-membraneux est facilement franchissable, et ne peut provoquer aucune gêne sensible dans la miction.

Tant que l'affection conserve ce caractère bénin, les malades vaquent à leurs affaires, ils ne recourent au chirurgien que, lorsqu'à la suite d'excès, il survient des exacerbations dont les suites sont souvent très-fâcheuses. Les malheureux se font alors transporter à l'hôpital, se plaignent de n'avoir pu uriner depuis plusieurs heures, malgré les plus grands efforts. Ils sont dans un état d'angoisse extrême ; leur pouls est précipité, l'abdomen est ballonné, la vessie, remplie de liquide, est à peine contenue dans le petit bassin. Tout porte à croire que des accidents immédiats, de la plus haute gravité, vont se déclarer. Heureusement, ces phénomènes sont passagers, car, au bout de peu de temps, le chirurgien peut introduire une sonde et débarrasser rapidement les malades du poids qui les gêne. Vingt-quatre heures après, tout rentre dans l'ordre, la miction s'effectue comme par le passé, l'angoisse disparaît, il y a en sorte une rémission. Néanmoins, il est des exceptions qu'il faut signaler : M. VERNEUIL a vu des cas où ces exacerbations avaient persisté pendant des semaines et même des mois, si bien qu'il était impossible, avec le plus petit cathéter, de pénétrer dans la vessie.

On conçoit sans peine que cette résistance opiniâtre ait décidé certains chirurgiens à pratiquer l'uréthotomie interne, dans le but de rétablir immédiatement le cours de l'urine. Ce n'est donc pas impunément que ces exacerbations, dont la strangurie est l'effet, puissent se produire; ajoutons que les malades ne tardent pas à devenir maussades, hypocondriaques. Ils ne mangent ni ne dorment ; leurs fonctions digestives s'effectuent difficilement, de l'amaigrissement survient, et enfin ils tombent dans le marasme.

La maladie, avouons-le, n'a pas toujours une marche fatale, les accidents peuvent être conjurés par une thérapeutique prudente, mais énergique. Néanmoins, lorsque la contracture dure depuis longtemps, il arrive une série de complications contre lesquelles il est difficile de lutter. Nous allons les passer successivement en revue :

1º CYSTITE. — Soit aiguë, soit chronique, l'inflammation de la vessie est fréquente dans la contracture uréthrale. M. DOLBEAU y insiste longuement dans ses leçons de clinique chirurgicale. Deux de ses malades furent presque simultanément atteints de cette phlegmasie : l'un âgé de 30 ans, d'une constitution assez robuste, avait contracté une blennorhagie onze mois avant son admission à l'hôpital. Sa gonorrhée avait disparu

depuis longtemps, lorsqu'il survint, chez cet
homme, des envies fréquentes d'uriner.

De plus, il éprouvait de la douleur pendant la
miction ; vive et passagère, elle se manifestait
surtout au début et à la fin de l'acte. Enfin, de
temps à autre, les urines, au lieu d'être claires
et limpides, présentaient une coloration rouge
qui dénotait la présence d'une petite quantité de
sang. L'autre malade, âgé de 84 ans, était comme
le précédent, affecté de contracture uréthrale
dont le début remontait fort loin. Depuis plusieurs années, il avait des envies fréquentes
d'uriner ; il ne pouvait plus, pour ainsi dire,
garder le liquide dans sa vessie, si bien qu'il
était obligé de porter constamment un urinal.
Les urines étaient toujours chargées d'une certaine quantité de sang, souvent aussi elles con-
tenaient un dépôt purulent abondant.

A ces deux exemples de cystite intense dans
la contracture de l'urèthre, je pourais en ajouter
un grand nombre d'autres, soit personnels, soit
empruntés aux auteurs classiques. Si on lit atten-
tivement toutes les observations qui sont dissé-
minées dans le cours de ce travail, on voit que,
généralement, l'inflammation de la vessie est
signalée, et que souvent c'est elle qui a amené
les malades à l'hôpital. Au pus, au mucus expul-
sés pendant la miction, se trouvent parfois mé-
langés quelques filets de sang ; ce n'est point, à
proprement parler, de l'hématurie, vu le peu
d'abondance de l'écoulement. Ce dernier symptôme a peu de gravité, a moins qu'il ne se repro-

duise fréquemment, et que l'hémorrhagie n'acquière des proportions considérables, ce qui est excessivement rare.

2° NÉPHRITE PARENCHYMATEUSE. — L'inflammation des reins reconnaît, comme celle de la vessie, pour cause principale, l'obstacle apporté à l'émission de l'urine par la contracture uréthrale ; aussi, ces deux manifestations morbides coïncident-elles généralement entr'elles. Elles donnent lieu à des phénomènes généraux redoutables : douleurs abdomidales, envies fréquentes d'uriner et d'aller à la garde-robe, fièvre intense, inappétence, etc. Peu à peu, l'organisme se détériore, les forces s'affaiblissent, de l'amaigrissement survient, et les malades succombent. Voici comment M. Muron explique la néphrite dans les rétrécissements de l'urèthre : L'urine arrivant sans cesse par les uretères, et trouvant son réservoir plein, s'accumule dans ses conduits, ainsi que dans les bassinets et les calices, dilate successivement chacune de ses parties, et arrive peu à peu à établir une véritable pression sur les papilles rénales. Plus loin, il ajoute : durant un certain temps, l'équilibre se maintient, des sécrétions supplémentaires ont lieu pour aider à celles de l'organe rénal ; mais, arrive un moment où l'économie commence à s'altérer, et dès ce moment, vont apparaître des phénomènes nouveaux. Le rein, qui avait pu résister, lui-même s'enflammera. Des abcès se formeront dans son épaisseur, lesquels s'ouvriront et seront éliminés avec l'urine. Une véritable néphrite chronique, avec des poussées aiguës, se manifestera.

La compression des papilles rénales, la débilitation de l'économie, nous semblent insuffisantes pour expliquer la néphrite. Nous croyons plutôt que les abcès que l'on rencontre dans les reins sont dus aux changements qui se sont opérés dans la composition de l'urine avec laquelle ces organes étaient depuis longtemps en contact. M. MURON a parfaitement démontré que les urines alcalines déterminent rapidement l'inflammation des tissus qu'elles touchent, à cause de la production des sels ammoniacaux. Or, le séjour de l'urine dans la vessie et les uretères, par suite de la contracture urèthrale, amène nécessairement de la cysto-néphrite.

3° ABCÈS URINEUX, INFILTRATION URINEUSE. — Ces derniers accidents ne sont pas, comme les précédents, les complications habituelles de la contracture de l'urèthre qui accompagne les rétrécissements péniens ; on ne les observe que par hasard dans le cours de cette maladie. Les abcès urineux siégent généralement au périnée, très-près de l'anus, et se reconnaissent sans difficulté par leur consistance et leur conformation extérieure. Une fois incisés, la guérison ne se fait pas longtemps attendre. L'infiltration d'urine est, par contre, très-grave ; l'extravasation de ce liquide, en amenant la mortification des tissus qu'il baigne, détermine rapidement des phlegmons étendus des bourses et du périnée. Une fièvre violente ne tarde pas à s'allumer, il survient du délire, une agitation extrême, et au bout de quelques jours, les malades meurent avec des désordres effroyables.

C'est en arrière du point où se trouve la contracture, et non immédiatement après le rétrécissement fibreux, que s'accomplissent les déchirures de la muqueuse de l'urèthre, par où se fait l'irruption de l'urine dans les tissus du périnée. Les choses se passèrent ainsi chez l'homme dont nous avons raconté l'histoire dans notre observation n° 2 : l'infiltration d'urine se produisit par une très-petite ouverture qu'on trouvait, à l'autopsie, à treize centimètres du méat, c'était en ce point que la contracture avait été constatée pendant la vie, la coarctation fibreuse pénienne était à six centimètres.

(Obs. IV.) Empruntée à M. FOLLET. — M..... (Louis), 39 ans, tonnelier, entre le 14 septembre 1866, salle Saint-Louis, n° 17.

Cet homme a eu une blennorrhagie qui, à ce qu'il dit, a duré fort peu de temps, il ne se plaint pas de troubles de la miction et n'a pas remarqué que le jet d'urine diminuât notablement, il éprouve seulement assez souvent un peu d'ardeur urèthrale en urinant. Le rétrécissement a débuté chez lui par un symptôme fréquent, l'épididyte. Il y a trois jours, au réveil, il a trouvé son testicule droit douloureux et gonflé.

L'épididyme est tuméfié ; en pressant le canal d'avant en arrière, on fait sortir, par le méat, une gouttelette de pus. M. VERNEUIL explore le canal avec une bougie à olive de trois millimètres, l'olive est arrêtée à sept centimètres du méat, puis, après quelques tâtonnements, grâce à une médiocre pression, et au prix d'une légère douleur, elle franchit l'obstacle; second arrêt à treize centimètres du méat, l'olive ne pénètre pas dans la vessie. Comme le malade urine bien, que le cathétérisme n'est ici qu'une manœuvre de diagnostic, et qu'il importe de ne pas irriter l'urèthre, on retire la bougie. En revenant, l'olive est arrêtée par l'orifice postérieur du rétrécissement pénien, qui est situé à huit centimètres du méat. Après avoir dégagé l'olive au moyen d'une légère traction, on laisse le malade parfaitement tranquille. (Bains, suspensoir horizontal, frictions mercurielles belladonées, cataplasmes.

Le malade, guéri de son orchite, sort quinze jours après son entrée.

(Obs. V.) D..... (Charles), 62 ans, doreur sur bois, entre le 18 février 1870, salle Saint-Louis, n° 34, au service de M. BROCA, pour un abcès urineux.

Cet homme, d'un caractère difficile, répond mal aux questions qu'on lui adresse. Il a fait autrefois des excès alcooliques, car il tremble de tous ses membres, sa parole est bégayée, ses lèvres sont animées d'un mouvement fibrillaire continuel. Il a eu, dans sa jeunesse, trois blennorrhagies, dont la durée, pour chacune d'elles, n'a pas dépassé un mois.

Il y a trois ans, il fut traité par M. GOSSELIN, à la Pitié, pour un abcès urineux. Ses bourses étaient légèrement tuméfiées, une incision fut pratiquée ; il sortit guéri. A cette époque, il avait déjà un rétrécissement.

Depuis six ou sept mois, il s'est aperçu que son jet d'urine était devenu plus mince, mais vu son insouciance, il s'en inquiéta peu ; il lui arrivait assez souvent d'uriner sur ses chaussures. Cet homme est, en outre, porteur d'une hydrocèle double pour laquelle il n'a réclamé aucun soin.

Le 20 février, la bourse gauche est rouge et gonflée ; sur le bulbe urèthral, on constate une grosseur rénitente, douloureuse à la pression. Une incision longitudinale, pratiquée à cet endroit, donne issue à une grande quantité de pus fétide.

Le cathétérisme, exécuté avec précaution, provoque du frissonnement. On trouve, à six centimètres et demi du méat, un premier obstacle, puis un second à douze centimètres. Les souffrances produites par la sonde sont tellement vives, qu'on ne peut se rendre exactement compte de l'étroitesse du dernier rétrécissement.

Le 21 février, le malade a eu un frisson dans la matinée ; en ce moment, il est en sueur.

Le 22 février, les douleurs occasionnées par le cathétérisme sont telles qu'on est obligé de renoncer à l'examiner.

DIAGNOSTIC

Depuis le nouveau mode de cathétérisme employé aujourd'hui par tous les chirurgiens, on

reconnaît maintenant assez aisément la contracture de la portion musculo - membraneuse de
l'urèthre. L'erreur dans laquelle on était tombé
tenait à une cause unique, les procédés mis en
pratique dans le cas de rétrécissements présu-
més. En effet, lorsqu'on avait affaire à un individu affecté de rétention d'urine, chez qui on
supposait une angustie étroite, on prenait une
bougie fine, effilée à sa pointe, d'un diamètre
peu considérable (un à cinq millimètres), on
l'introduisait par le méat et on poussait l'instrument jusqu'à ce qu'on rencontrât une résistance,
on le retirait ensuite, puis on mesurait. Avec
cette manière de procéder, on arrivait à conclure
qu'habituellement la striction organique fibreuse
existait à douze centimètres environ de l'ouverture du canal de l'urèthre.

On comprend sans peine tout ce que cette
méthode avait de défectueux : la largeur des
coarctations péniennes conduisait fatalement à
l'erreur. En effet, la bougie fine dont on se ser-
vait parcourait toute la portion spongieuse de
l'urèthre sans rencontrer d'obstacle, tandis qu'elle
était généralement arrêtée au niveau de la région
membraneuse par la contracture que l'on consi-
dérait comme le véritable rétrécissement fibreux.
Personne ne s'étonnera maintenant si on a cru,
pendant longtemps, que les angusties bulbo-
membraneuses étaient de beaucoup les plus
communes. Mais, depuis l'emploi des bougies
olivaires, on s'est aperçu que ces coarctations
capricieuses que l'on observait constamment au

même point étaient ordinairement accompagnées
d'un rétrécissement de la partie antérieure de
l'urètre. Voici comment on procède : on prend
une bougie munie d'une olive de cinq à six millimètres de diamètre, et on l'introduit dans le
canal ; habituellement, vers six centimètres du
méat (VERNEUIL), on rencontre un obstacle de
nature fibreuse. Si on ne peut le franchir avec
une olive de ce calibre, on essaie une plus petite,
jusqu'à ce qu'on puisse le dépasser ; on chemine
ensuite dans le canal, et vers douze centimètres,
on rencontre la contracture. Cette distance n'est
pas absolument fixe ; en effet, dans dix cas,
M. FOLLET l'a observé deux fois à douze centimètres du méat, cinq fois à treize, une fois à
quatorze, deux fois à quatorze et demi. Dans les
sept fois qui nous sont personnels et que nous
rapportons en détail, deux fois elle siégeait à
douze centimètres, trois fois à treize et demi,
deux fois à quinze centimètres. Nous ne nous
étendrons point davantage sur ce point que nous
avons traité plus haut.

Quelles sont les raisons cliniques qui prouvent
en faveur de la contracture urèthrale ? Ce sont
les variations que présente l'obstacle bulbo-membraneux dans un temps donné, généralement
très-court. En effet, chez des individus affectés
de rétrécissement pénien, il arrive souvent qu'un
jour le second arrêt est facilement franchissable,
tandis que le lendemain il ne l'est plus, sous
l'influence des causes que nous avons énumérées
précédemment. A la vérité, il est permanent,

comme toute coarctation organique ; comme elle,
susceptible de resserrement. Ce qui les différen-
cie, c'est que, dans les productions fibreuses, la
rétraction s'opère d'une manière lente et progressive, tandis que dans la contracture elle a
lieu brusquement. J'ajouterai que dans les strictions organiques, on ne voit jamais ce relâchement subit qui est très-caractéristique dans la
contracture de l'urèthre. En effet, si un jour on
peut introduire une bougie d'un tiers de millimètre de diamètre, le lendemain, il ssra impossible de passer un cathéter volumineux sans dé-
chirer les tissus. Par contre, une bougie filiforme
peut, dans la maladie que nous étudions, éprou-
ver, à un certain moment, de la difficulté à franchir l'obstacle spasmodique ; mais, cinq minutes
après, une sonde trois fois plus grosse pourra
passer sans peine.

On a invoqué quelques raisons plus ou moins
justes contre l'existence de la contracture de
l'urèthre, elles sont toutes tirées de la clinique.
C'est ainsi qu'on a cru, pendant longtemps, que
la difficulté que l'on éprouve à entrer dans la
vessie est due à une maladresse du chirurgien.
Il est vrai que, dans plusieurs circonstances, de
paréils faits se sont malheureusement produits.
C'est, du reste, ce qui fait dire à AMUSSAT que
le spasme est souvent un abri contre l'inexpé-
rience. Cette objection reste sans valeur, lorsque
des hommes instruits et expérimentés affirment
que, dans les rétrécissements péniens, il existe

en même temps un arrêt capricieux au niveau du collet du bulbe.

Shaw, frappé de la fréquence des obstacles bulbo-membraneux, les rapportait à l'engagement du bec de la sonde, dans les orifices des conduits glandulaires prostatiques situés au voisinage du vérumontanum. Cette opinion n'est basée sur aucun fait, nous ne la discuterons pas. Nous passerons également sous silence l'assertion de certains chirurgiens qui prétendent que si le cathétérisme est quelquefois impossible, c'est l'affaire du hasard.

PRONOSTIC

La contracture uréthrale qui complique les rétrécissements péniens est grave, tant par elle-même que par les accidents qu'elle est susceptible d'occasionner à la longue.

L'irrégularité de sa marche et de la durée de ses paroxysmes, les rémisions fréquentes qu'elle présente, font naître, chez les malades, des illusions qui sont quelquefois partagées par le médecin. Il est bon d'être prévenu de ce côté. Lorsque les premiers symptômes de dysurie, liés à la contracture, ne font qu'apparaître, l'art peut intervenir efficacement ; un traitement rationnel et approprié mettra à l'abri des accidents redoutables que nous avons signalés dans notre symptomatologie. Mais quand la contracture uréthrale a fait de grands progrès, que la miction s'effectue que péniblement, que l'état général est mauvais, les désordres survenus dans la vessie et les reins sont tels que la mort est presqu'inévitable.

TRAITEMENT

La principale indication à remplir est celle-ci : on devra tout d'abord chercher à détruire le rétrécissement pénien, sous la dépendance duquel se trouve la contracture urèthrale. On emploiera, pour cela, les diverses méthodes conseillées par les auteurs, dans les strictions organiques spontanées ou traumatiques. Il est cependant des cas où on est obligé d'intervenir promptement pour rétablir le cours des urines, momentanément suspendu ; c'est alors sur la contracture elle-même, et non sur le rétrécissement pénien, que le chirurgien dirigera son attention et ses efforts. A vrai dire, les procédés qui seront à sa disposition, n'amèneront point la guérison radicale de la contracture, mais en facilitant l'émission des urines pendant quelque temps, ils diminueront les souffrances du malade et permettront au chirurgien d'attendre.

I. MOYENS PALLIATIFS

A. *Emollients*. — Les bains tièdes sont d'un précieux secours dans les affections des voies urinaires en général. En effet, outre qu'ils mo-

dèrent la circulation et diminuent la fréquence
du pouls, ils calment la douleur et procurent une
sédation durable. M. VERNEUIL les a administrés
fréquemment et avec succès, lorsqu'il a eu à
combattre le spasme urèthral; le résultat fut
magnifique chez un malade de son service, dont
la dysurie remontait à dix ans ; cet individu
arriva à l'hôpital Lariboisière dans un état très-
alarmant, sa vessie était énormément distendue,
le périnée était empâté, on craignait une rupture
vésicale ou bien une infiltration d'urine. Il était
impossible de passer la plus petite bougie ; douze
sangsues furent appliquées sur le périnée, un
grand bain de deux heures fut prescrit. Quelques
instants après, M. FOLLET, (interne du service,)
put introduire facilement une bougie filiforme ;
après l'avoir laissée plusieurs minutes en place,
il la retira et en passa aisément une plus volumineuse ; le lendemain, une sonde fine put pénétrer dans la vessie et retirer une quantité considérable d'urine. L'infirmier dont nous avons
parlé, pages 19 et 20, n'avait pas vidé sa vessie
depuis vingt-quatre heures, malgré les plus
grands efforts ; un bain prolongé calma ses souffrances, et il put dormir.

Les cataplasmes sont des palliatifs d'un grand
secours. MALGAIGNE les conseillait et les em-
ployait dans toutes les contractures de l'urèthre.
On les applique, soit sur le périnée, soit sur la
région hypagastrique ; en calmant rapidement
les douleurs, en diminuant le gonflement, ils
aident à l'émission de l'urine. Jamais on ne les

emploie isolément, presque toujours ils sont prescrits après les bains ou la saignée locale.

B. *Antiphlogistiques*. — Les émissions sanguines générales sont rarement mises en pratique dans les affections des voies urinaires, à moins que l'on ait à faire à des complications inflammatoires graves, et que le malade soit vigoureux. Dans cette dernière circonstance, la phlébotomie peut rendre de sérieux services, mais ordinairement on se borne à la saignée locale qui, en dissipant rapidement la congestion, qui toujours accompagne la contracture, facilite le cathétérisme. Pour obtenir un bon résultat, il suffit d'appliquer une douzaine de sangsues au périnée, comme dans un cas il a été fait par M. VERNEUIL.

C. *Anesthésiques*. — Jusqu'ici, le chloroforme et l'éther ont été très-peu employés contre la contracture uréthrale, parce qu'il faudrait pousser l'anesthésie fort loin avant d'arriver au relâchement des sphincters qui sont les derniers muscles de l'économie, à tomber en résolution. Or, en atteignant cette limite extrême, on s'exposerait à des accidents mortels. Cependant, il est des cas, peu nombreux il est vrai, où on a été obligé de recourir aux anesthésiques. Ainsi, ROBERT ne put sonder que pendant le sommeil chloroformique, un homme chez qui le spasme était si fort que le cathétérisme avait été jusque là impossible.

Les émotions morales vives : joie, frayeur, intimidation, produisent les mêmes effets que la

chloroformisation. J'ai vu très-souvent mon maî-
tre, M. Broca, être arrêté par le spasme de la
région musculo-membraneuse de l'urèthre, et
ne pouvoir franchir l'obstacle qu'en inspirant
des craintes aux malades. La douleur augmente
plutôt la contracture qu'elle ne la diminue ; mais
lorsque les douleurs sont très-aigues, il peut
subvenir une défaillance pendant laquelle le
cathétérisme s'effectue aisément. Ainsi, M. Follet rapporte, dans les archives de médecine
(1867), un fait de ce genre : c'était un homme
jeune chez qui la rétention d'urine avait duré
quarante-huit heures ; pendant tout ce laps de
temps, on avait essayé en vain de le sonder.
Enfin, les douleurs occasionnées par les tenta-
tions de cathétérisme ayant amené une syncope,
on put introduire une sonde d'argent de très-
petit calibre. Il y eut un léger écoulement de
sang, mais la rétention d'urine avait disparu.

Dans la contracture uréthrale, il est un remède
qui doit être sévèrement proscrit : c'est l'opium,
sous toutes ses formes, à cause de la constipation
opiniâtre qu'il détermine. Il importe d'autant
plus d'être prévenu de ce fait, que les accidents
uréthraux existant déjà, seront nécessairement
aggravés par suite de l'accumulation des matières
fécales dans le rectum ; l'irritation produite sur
cet intestin provoque, chez le malade, des efforts
considérables d'expulsion. Le sang afflue alors
dans les organes du petit bassin, des douleurs
hypogastriques se font sentir, et la contracture
augmente,

II. MOYENS CURATIFS

Les procédés employés journellement pour la cure des rétrécissements organiques de l'urèthre sont nombreux, mais aucun d'eux n'a pu, jusqu'ici, produire une guérison absolue. Or, comme il faut agir avant tout sur la coarctation pénienne pour faire cesser la contracture qui l'accompagne, nous ne devons pas espérer ici une cure complète, mais, néanmoins, on peut procurer des soulagements qui équivalent presqu'à une guérison.

CIVIALE avait un traitement spécial pour les rétrécissements de la portion spongieuse de l'urèthre. Voici comment il s'exprime dans son ouvrage sur les affections des voies urinaires (tome 1, page 601 et suivantes) : « Les coarctations sous l'arcade du pubis guérissent presque toujours par l'emploi des bougies, tandis que celles qui occupent la portion pénienne sont réfractaires à la dilatation, et par conséquent, réclament une méthode particulière. » Pour justifier sa manière de voir, ce chirurgien prétend que les strictions péniennes sont dures et habituellement multiples. Asez souvent nous avons été à même de constater l'exactitude de cette assertion, mais il arrive parfois que ces rétrécissements sont très-souples et se laissent parfaitement dilater. Méconnaissant le rôle de la contracture dans ces sortes de coarctions, CIVIALE formulait ainsi sa manière de procéder : lorsque, par l'emploi des bougies mollés, je suis parvenu à dilater l'un et l'autre rétrécissement au point d'introduire un urèthrotome à olive, je divise les deux rétrécissements dans la même séance. Rarement les tissus qui forment la coarctation sont-ils assez durs pour exiger immédiatement une seconde incision avec un instrument plus gros. Un peu plus loin, il ajoutait : Si l'on parvenait à constater que le rétrécissement profond est très-dilatable, on pourrait se borner à diviser le premier. Cette dernière phrase indique clairement que, dans l'esprit de CIVIALE, ces deux rétrécissements étaient de nature différente, car il recommandait d'inciser le premier, tandis qu'on pouvait ménager le second.

M. VERNEUIL, à qui on doit beaucoup sur cette question, n'a point formulé de règles spéciales pour le traitement, soit de la maladie principale, soit de la complication. Il en est de même de M. FOLLET : dans son travail, le côté thérapeutique a été à peu près complétement passé sous silence, ce chirurgien regarde cependant comme logique la divulsion, la dilatation forcée, lorsque le spasme est trop considérable. M. DOLBEAU a eu recours à l'urèthrotomie interne dans un cas de contracture idiopathique très-douloureuse, le malade s'en trouva bien. M. BROCA fit la divulsion avec l'instrument de Corradi, à un homme de son service, le résultat immédiat ne fut pas mauvais. Enfin, M. TRÉLAT a, selon les cas, traité les rétrécissements péniens avec contracture de l'urèthre, soit par la dilatation temporaire et graduelle, soit par l'urèthrotomie interne, et, généralement, ses opérations ont été couronnées de succès. En somme, sauf l'électrolyse, tous les procédés habituels ont été employés, il s'agit de savoir quels sont ceux qui offrent le plus de garanties.

A. DILATATION

Les douleurs que certains malades éprouvent pendant le cathétérisme, et surtout par la présence d'un corps étranger dans l'urèthre, ont obligé les chirurgiens à renoncer à la dilatation permanente. Quant à la dilatation forcée, elle est rarement pratiquée ; au reste, c'est un fort mauvais moyen qui peut entraîner des désordres considérables : rupture étendue de l'urèthre, hémorrhagie abondante, infiltration urineuse. La divulsion, lorsqu'elle est sagement dirigée, est moins redoutable et plus efficace. M. Broca en a obtenu de bons résultats. C'est, sans contredit, à la dilatation temporaire et graduelle qu'on s'est adressé le plus souvent. On se sert de bougies fines, en gomme élastique, que l'on introduit dans les deux coarctations, et qu'on laisse en place pendant quelques minutes seulement, afin de ne pas provoquer au début des souffrances excessives qui auraient pour effet la suspension du traitement. Le lendemain et les jours suivants, on augmente progressivement le calibre de la bougie, et on la laisse à demeure plus longtemps.

Dans les cas cités par les auteurs, il eut été plus démonstratif de ne pousser l'instrument qu'à la limite du rétrécissement pénien, et de l'y fixer, sans arriver jusqu'à la contracture urèthrale ; on

4

ne l'a point fait, probablement un peu à cause de ce préjugé qui existe encore parmi beaucoup de chirurgiens, à savoir qu'au niveau de la région membraneuse, la coarctation est organique, et qu'il faut la dilater tout aussi bien que celle qu'on rencontre dans la portion spongieuse de l'urèthre.

M. Verneuil a employé la dilatation chez presque tous ses malades ; elle a produit d'assez bons résultats immédiats. Les sujets des observations I, V, X, ont même éprouvé de très-grands soulagements, mais comme ces individus ont été perdus de vue, nous ignorons si la contracture a disparu définitivement, pour ne plus se montrer. Par la dilatation temporaire et graduelle, M. Tré- lat obtint aussi de beaux succès.

(*Obs. VI.*) *Rétrécissement fibreux à sept centimètres et demi, contracture urèthrale à quinze centimètres, dilatation graduelle par des bougies en gomme, cessation de la contracture.*

P..... (Adolphe), 55 ans, parqueteur, entra le 24 novembre 1871 à la Pitié, et fut placé salle Saint-Gabriel, n° 33.

Il y a environ 35 ans, il eut une blennhorragie qui dura longtemps. Six années après l'apparition de cette maladie, il éprouva de la gêne dans la miction, on lui passa des sondes. N'obtenant pas d'amélioration par ce procédé, il consulta un autre médecin dont il ignore le nom, et qui lui fit l'urèthrotomie interne.

Pendant une dizaine d'années, il ne se sonda plus ; il urinait, du reste, sans aucune difficulté et ne ressentait pas la moindre douleur ni dans le canal, ni dans le bas ventre. Il se croyait radicalement guéri ; puis, peu à peu, et sans cause connue, la dysurie revint. Il eut de nouveau recours aux bougies ; son état s'améliorait sensiblement, lorsque tout à coup il cessa ; et, en ce moment, il y a près de trois ans qu'il n'a suivi aucun traitement.

Lors de son admission dans notre salle, voici quel était l'état de l'urèthre de cet homme : par le cathétérisme on constatait, à sept centimètres et demi, et sur la paroi inférieure du canal, un léger rétrécissement formé par une bride peu rigide ; nous nous sommes servi d'une bougie à boule énorme, tant la coarctation était peu appréciable. Un peu plus loin, nouvel obstacle de nature organique, comme le premier, et faible comme lui ; enfin, à quinze centimètres et demi, nous rencontrons un troisième obstacle très-fort, que nous avons franchi avec le n° 6 seulement, c'est la contracture.

Les urines de ce malade étaient troubles, chargées de mucus, elles laissaient au fond du vase un dépôt blanchâtre purulent, la langue était sale, pas d'appétit.

Lorsque ces quelques phénomènes morbides furent dissipés, ce qui eut lieu au bout de deux jours, on dilata graduellement le canal avec des bougies en gomme élastique. Les trois rétrécissements subissent parfaitement cette petite opération, on passe successivement des bougies n°s 6, 7, 8, 9, 10.

On continue les jours suivants, en augmentant d'un ou deux numéros à chaque séance.

Le 4 décembre, on passe maintenant des Béniqué.

Le 13 décembre, les rétrécissements fibreux de la région spongieuse persistent au même degré ; quant à l'obstacle profond produit par la contracture de l'urèthre, il a disparu.

Ayant quitté le service le 1er janvier 1872, nous avons perdu de vue cet homme ; à notre départ, la contracture avait complétement cessé. Cet état se maintiendra-t-il ? Oui, si le malade continue à s'introduire, de temps en temps, dans l'urèthre, des bougies en gomme élastique, mais il est bien à craindre qu'il ne néglige cette partie du traitement et que, vu la persistance du rétrécissement pénien, la contracture ne réapparaisse.

Avant de procéder à la dilatation temporaire, certaines précautions doivent être prises : on s'assurera si la contracture pénienne est dure ou souple, si la contracture urèthrale est faible ou forte, ancienne ou récente. Enfin, on administrera du sulfate de quinine. Si la dilatation est facile, une fois arrivé au n° 26, on abandonnera les bougies élastiques et on emploiera des bougies métalliques (système BENIQUÉ). Lorsque les malades quitteront l'hôpital, on leur conseillera de se sonder de temps en temps, on les engagera même à revenir une fois par semaine chez leur médecin, pour qu'il leur passe des bougies métalliques.

Chez les femmes, l'urèthre étant, comme le

rectum, très-accessible à nos moyens d'investigations, la dilatation forcée est la seule opération qui se pratique lorsqu'il y a contracture. Cette méthode n'expose à aucun des dangers que nous avons signalés chez l'homme ; au reste, elle est tout à fait semblable à ce qui se fait sur le sphincter anal quand il y a fissure. On sait combien la rupture des faisceaux de ce muscle est peu dangereuse. M. TARNIER a recouru à la dilatation forcée dans un cas de contracture du col de la vessie ; le résultat ne fut pas satisfaisant, la femme souffrait toujours beaucoup pendant et après la miction, mais aucun accident grave ne survint. M. DOLBEAU conseille cette méthode dans tous les cas de contracture idiopathique de l'urèthre, chez la femme ; il la préfère à la cautérisation ou à l'incision.

B. URÈTHROTOMIE INTERNE

Dans les rétrécissements péniens, cette opération n'a pas d'indications spéciales ; on doit y avoir recours lorsque la dilatation, temporaire produit des douleurs trop vives, ou quand il survient de la fièvre malgré l'emploi du sulfate de quinine. C'est dans ces conditions que M. DOLBEAU fut sur le point de pratiquer l'urèthrotomie : il s'agissait d'un malade atteint de contracture de l'urèthre sans cause connue, qui souffrait horriblement depuis cinq années. Il avait été réformé avec un certificat portant catarrhe vésical ; le cathétérisme, chez lui, était horriblement douloureux, une surexcitation nerveuse s'emparait de lui, la verge entrait en érection et il fallait retirer l'instrument au plus tôt, sous peine d'accidents graves. M. Dolbeau avait résolu de faire la section du col de la vessie, lorsque cet homme sortit.

Civiale faisait l'urèthrotomie à cause de la dureté presque constante des rétrécissements péniens et de leur multiplicité. Il fit même construire un instrument spécial, à olive, disposé de façon qu'on puisse le diriger, selon les circonstances, dans différents sens : si le besoin en était, il sectionnait toutes les brides qu'il rencontrait. Prétendre, comme ce chirurgien, que les rétrécissements de la portion spongieuse de l'urèthre ne peuvent guérir que par l'urèthrotomie, serait, en ce moment-ci, faire preuve d'ignorance ; car, depuis l'emploi de la bougie à boule comme moyen d'exploration, le cercle de ces sortes de coarctations s'est beaucoup élargi; et s'il en est de dures, un très-grand nombre sont souples et parfaitement dilatables.

Il ne suffit pas d'indiquer l'urèthrotomie comme moyen de traitement, il faut encore préciser le cas où l'incision doit atteindre le rétrécissement pénien seulement, et ceux où la division doit intéresser, simultanément, le rétrécissement fibreux et la contracture ; c'est ce que nous allons faire.

En thèse générale, lorsque la coarctation pénienne est récente, et que, par conséquent, la contracture date de quelques mois seulement, les fibres du muscle convulsé sont encore parfai-

tement saines, la circulation s'y effectue réguliè-
rement, les plis que forme la muqueuse, à ce
niveau, sont distincts les uns des autres, il
n'existe pas encore de poche, de diverticule, en
arrière de l'obstacle. Une fois le rétrécissement
pénien sectionné et guéri, le sphincter tend à
reprendre rapidement ses fonctions normales,
(*ablatâ cansa tollitur effectus*,) et bientôt il
n'existe plus de trace que la striction profonde
qui disparaît comme par enchantement, c'est ce
qui eut lieu dans le fait suivant :

(*Obs. VII.*) *Rétrécissement pénien fibreux à sept
centimètres, contracture urèthrale à quinze centimètres, incision du rétrécissement pénien, seulement;
cessation rapide de la contracture.*

P..... (Célestin), 30 ans, maçon, entra à la
Pitié le 24 octobre 1871. Il eut une blennorrhagie pour laquelle il fut soigné au Midi. Au bout
de soixante-dix jours de traitement (copahu, in-
jections au sulfate de zinc), l'écoulement s'arrêta,
mais il était survenu un rétrécissement qui faisait
beaucoup souffrir cet homme, par suite des efforts
que nécessitait la miction.

Pendant son séjour à l'hôpital, on lui passa
plusieurs fois des bougies en gomme avec succès,
et on lui conseilla de faire de même lorsqu'il
serait rentré chez lui. Inutile d'ajouter qu'il ne
suivit point cette sage recommandation, si bien
qu'il y a trois semaines, des accidents se déclarè-
rent : envies fréquentes d'uriner, douleurs hypogastriques violentes.; malgré tout, cet individu
continua à travailler encore pendant quelque

temps, ce n'est que depuis huit jours qu'il a abandonné complétement son ouvrage, manquant de ressource, il s'est décidé à entrer à l'hôpital.

Voici l'état de ce malade le jour de son admission : souffrances très-vives pendant la miction, douleurs très-fortes à l'hypogastre, urines troubles et peu abondantes ; il pisse toutes les vingt minutes. On pratique le cathétérisme ; avec une bougie n° 10, on constate un rétrécissement fibreux résistant à sept centimètres du méat. Une fois que cet obstacle est franchi, on est arrêté de nouveau à 15 centimètres ; on passe sans trop de difficulté au retour, l'olive n'est arrêtée que par l'obstacle pénien. Prescriptions : grand bain, cataplasme sur le ventre, repos.

Sous l'influence de cette médication, la cystite diminua en quelques jours, le malade n'urinait plus que toutes les heures, et il ne ressentait plus de douleurs dans l'abdomen.

Le 23 novembre, le rétrécissement pénien se laissant dilater très-difficilement par les bougies en gomme, M. TRÉLAT essaie les Béniqué, qui provoquent de la souffrance ; le second obstacle, quoiqu'un peu irrégulier, se prête cependant à la dilatation.

La cystite ayant presque disparu, l'état général s'étant amélioré, le chirurgien incise le rétrécissement pénien avec l'uréthrotome, et il place une sonde à demeure.

Le 24 décembre, on retire la sonde.

Le 25 décembre, aucun accident n'étant survenu, on examine de nouveau l'urèthre : le premier rétrécissement est toujours très-dur, le deuxième n'offre au cathéter qu'une bien faible résistance. On passe des Béniqué.

Le 13 décembre, les numéros 42 et 43 ne sont introduits dans la vessie qu'au prix de douleurs atroces, tant le rétrécissement pénien est opiniâtre.

Le 21 décembre, aucune amélioration sensible n'étant survenue, M. TRÉLAT fait une nouvelle urèthrotomie en ménageant, comme la première fois, la coarctation bulbo-membraneuse, et en faisant porter son instrument sur la striction pénienne seulement.

L'opération réussit parfaitement.

Le 24 décembre, on passe aisément les bougies Béniqué sans occasionner de souffrance et sans rencontrer d'obstacle sérieux.

Lorsque je quittai l'hôpital, on ne sentait, par le cathétérisme, ni rétrécissement pénien, ni contracture. Le malade sortit, quelques jours après, dans un excellent état.

Le succès de cette opération n'a rien d'étonnant, vu l'apparition récente de la striction pénienne ; mais, est-ce à dire, pour cela, que la contracture a disparu à tout jamais ? Tel n'est point notre sentiment ; il est même probable que, si cet homme néglige de s'introduire de temps en temps des bougies en métal, s'il ne prend aucune précaution hygiénique, des accidents sérieux surviendront dans un temps qu'il est impossible de déterminer exactement.

En incisant seulement le rétrécissement pénien,

on n'arrive pas toujours à vaincre la contracture,
et voici pourquoi : lorsqu'elle existe depuis fort
longtemps, les tissus où elle siége s'altèrent, la
muqueuse urèthrale perd son poli, sa souplesse,
elle s'indure ; les fibres musculaires du sphincter
tombent en dégénérescence granulo-graisseuse,
leurs gaines conjonctives s'épaississent, il survient
alors un véritable rétrécissement que M. DOLBEAU
appelle fonctionnel. Anatomiquement, il ne res-
semble point aux autres espèces décrites dans
les auteurs : il n'y a là ni brides, ni viroles, ni
bandes fibreuses intéressant le tiers ou le quart
du calibre du canal, son diamètre est diminué
sur tous ses points, c'est une véritable plissure
de la muqueuse et des tissus sous jacents par
suite de la rétraction du muscle. Lorsque la maladie est arrivée à ce degré, on ne peut espérer
la guérison qu'en incisant les deux rétrécissements, c'est ce qui a été fait dans le cas suivant,
et le résultat, comme on va le voir, a été excellent.

(Obs. VIII.) *Rétrécissement pénien à sept centimè-*
tres, contracture peu dilatable à treize centimètres,
insuccès de la dilatation graduelle; incision, avec
l'urèthotome, des deux rétrécissements ; guérison.

G....., camionneur, 40 ans, entra dans le service de M. TRÉLAT, à la Pitié, dans le courant
de novembre 1871.

Cet homme n'accuse point de blennorrhagie,
ses fonctions urinaires s'exécutèrent bien jusqu'en 1858, époque à laquelle il eut de l'hématurie pendant quelques jours. En 1863, il con-

tracta deux chancres volants, sur le prépuce, qui disparurent au bout de deux semaines.

C'est à dater de ce moment que survinrent des troubles de la miction qui ne firent que s'accentuer, vu l'incurie de cet individu ; il consulta cependant M. VERNEUIL, mais il ne sait ce qu'il lui ordonna.

A son entrée dans le service, ce malade urinait assez bien ; son jet était petit, mais droit ; les dernières gouttes étaient expulsées avec difficulté. On pratiqua le cathétérisme avec une bougie n° 10, et on trouva, à sept centimètres, un rétrécissement ressemblant, au toucher, à une valvule ; il est très-dur et imprime à la sonde un soubresaut quand elle passe par dessus ; à treize centimètres, nouvel obstacle : il est irrégulier, d'un centimètre de longueur environ; il semble peu dilatable. On essaie la dilatation graduelle avec des sondes en gomme.

Le 23 novembre, la dilatation progressive ne produit aucun effet bien sensible sur le rétrécissement pénien, à cause de la nature même du rétrécissement qui est, ou cicatriciel ou congénital. Quand au second obstacle, il se laisse franchir et dilater plus aisément, mais diminue très-lentement. Ce que voyant, M. TRÉLAT incise les deux rétrécissements avec l'uréthrotome de Maisonneuve ; quelques gouttes de sang sortirent, une bougie n° 20 fut placée à demeure.

Le 23 novembre au soir, fièvre intense ayant débuté par un frisson. — Sulfate de quinine, 0ᵘ 50.

Le 24 novembre, on lui retire la sonde.

Le 4 décembre, plus de trace apparente au cathétérisme de ces deux rétrécissements. On passe
des Béniqué ; l'introduction de ces instruments
n'est pas douloureuse. Il quitte l'hôpital 15 jours
après dans un excellent état.

Le traitement curatif de la contracture urèthrale qui accompagne les rétrécissements péniens n'est pas très-complexe, il peut être résumé en deux méthodes : la dilatation et l'urèthrotomie. On emploiera le premier procédé dans
les cas bénins ; le second sera réservé aux cas
graves.

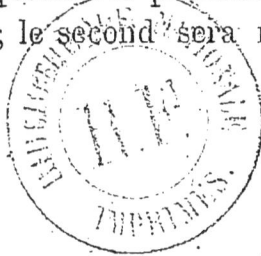

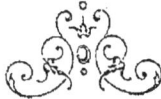

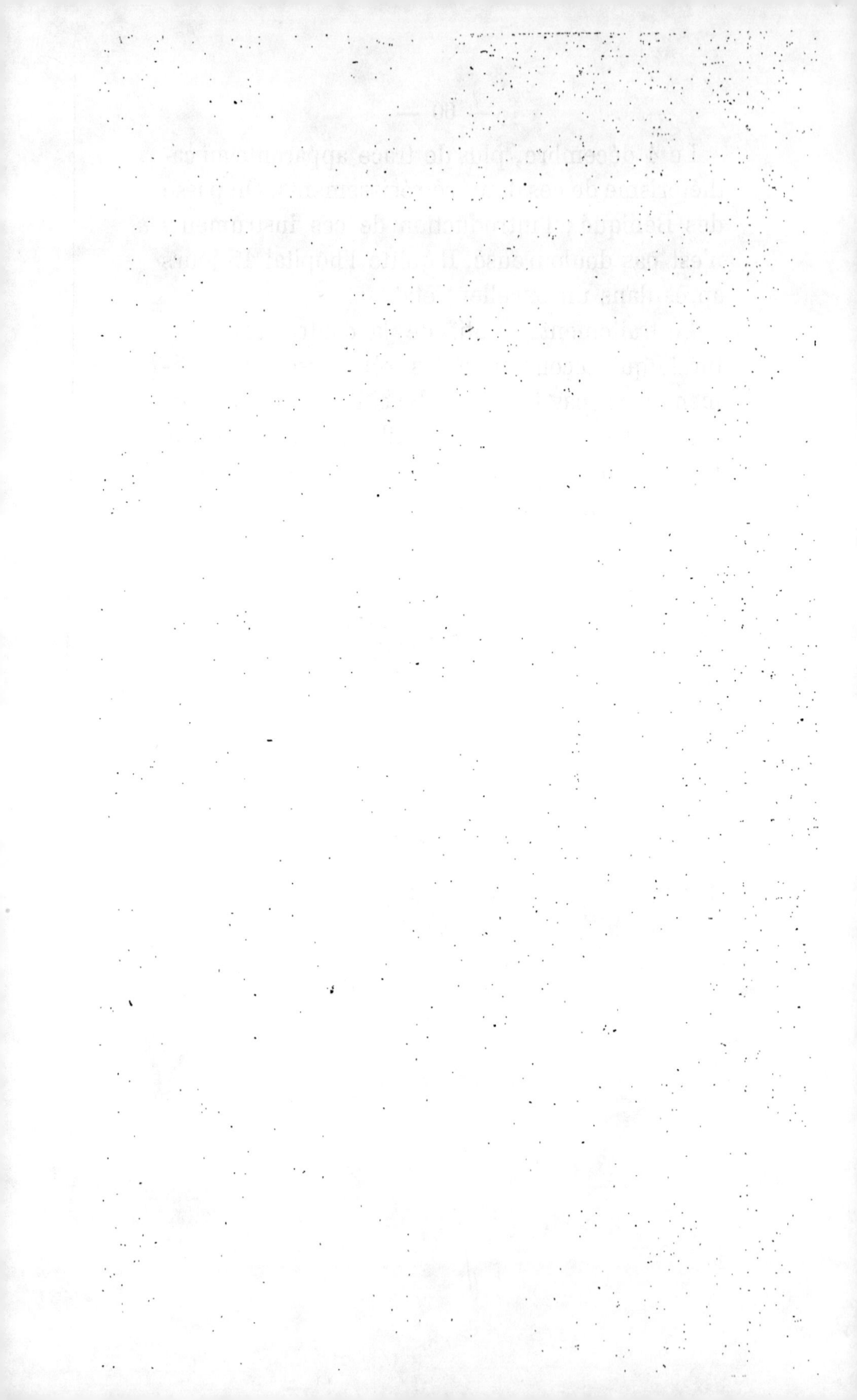

www.ingramcontent.com/pod-product-compliance
Lightning Source LLC
Chambersburg PA
CBHW070841210326
41520CB00011B/2308